CONSIDÉRATIONS PRATIQUES
SUR LE TRAITEMENT
DES
Maladies des Femmes

PAR LES

Procédés non opératoires

Électrothérapie, Médications intra-utérines, Kinésithérapie, Sismothérapie, etc.

PAR LE

Dr LAURENT-FAUCON

> Chaque fois qu'une maladie quelconque peut être guérie sans recourir à une opération sanglante et périlleuse, c'est un progrès pour notre art et un gain pour l'humanité.
> Th. KEITH (*Brit. med. journ.*, juin 1889).

> Le meilleur gynécologiste n'est pas celui qui opère le plus, mais celui qui soulage le plus ses malades sans risquer leur existence. RHEINSTAEDTER.

LYON
A LA CLINIQUE GYNÉCOLOGIQUE
27, RUE SAINTE-HÉLÈNE

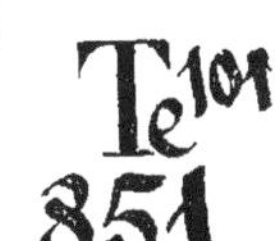

CLINIQUE GYNÉCOLOGIQUE

SOUS LA DIRECTION DU Dr LAURENT-FAUCON

27, rue Sainte-Hélène, Lyon

La **Clinique gynécologique** de la rue Sainte-Hélène est exclusivement affectée au **traitement des maladies des femmes par les méthodes non opératoires**.

Son organisation, basée sur les données scientifiques modernes, permet d'appliquer ces méthodes d'après les règles de l'antisepsie la plus rigoureuse, et par conséquent dans les conditions de sécurité et d'efficacité les plus parfaites.

Les malades en traitement sont généralement *externes*, c'est-à-dire qu'elles ne séjournent pas à la Clinique, mais s'y rendent seulement aux jours et heures fixés par rendez-vous, pour leur séance de traitement.

Les consultations et traitements particuliers ont lieu tous les jours non fériés, *le matin de 9 h. à 11 h.* et *le soir de 3 h. à 5 h.*, sauf les **mardis** et **vendredis matin**, qui sont réservés de préférence aux **consultations et traitements gratuits**. En dehors de ces heures fixes, les malades peuvent obtenir des rendez-vous à leur convenance.

Les séances de traitement n'ayant habituellement lieu qu'à des intervalles variant, suivant les cas, de 2 à 8 jours, *les malades n'habitant pas Lyon*, mais ayant la possibilité de s'y rendre facilement, peuvent sans inconvénients venir se faire traiter.

La Clinique est absolument *privée*; elle comporte un personnel exclusivement féminin ; toutes les malades y sont l'objet des soins les plus attentifs et les plus discrets.

N. B. — Pour les renseignements, s'adresser directement à la Clinique, qui est ouverte tous les jours non fériés de 8 h. à midi et de 2 h. à 7 h., ou écrire au Dr Laurent-Faucon.

CONSIDÉRATIONS PRATIQUES
SUR LE TRAITEMENT
DES
Maladies des Femmes

PAR LES

Procédés non opératoires

Électrothérapie, Médications intra-utérines, Kinésithérapie, Sismothérapie, etc.

PAR LE

Dr LAURENT-FAUCON

> Chaque fois qu'une maladie quelconque peut être guérie sans recourir à une opération sanglante et périlleuse, c'est un progrès pour notre art et un gain pour l'humanité.
>
> Th. Keith (*Brit. med. journ.*, juin 1889).

> Le meilleur gynécologiste n'est pas celui qui opère le plus, mais celui qui soulage le plus ses malades sans risquer leur existence. Rheinstaedter.

LYON
A LA CLINIQUE GYNÉCOLOGIQUE
27, RUE SAINTE-HÉLÈNE

MACON. — PROTAT FRÈRES, IMPRIMEURS.

CONSIDERATIONS PRATIQUES

SUR LE

TRAITEMENT NON OPÉRATOIRE

DES

Maladies des Femmes

AVANT-PROPOS

S'il est vrai que parmi les nombreuses maladies spéciales aux femmes il en est quelques-unes que la chirurgie seule peut guérir ou améliorer, il est juste aussi de reconnaître que le plus grand nombre échappent à cette obligation et sont justiciables d'un traitement exclusivement médical, à la condition cependant que ce traitement jouisse d'une véritable activité et soit appliqué avec méthode.

Les médications en usage contre les affections de la matrice sont nombreuses et variées ; mais comme bien peu d'entre elles ont une efficacité réelle, il y a lieu d'en faire un choix judicieux et raisonné, si l'on veut en obtenir des résultats satisfaisants.

Depuis une quinzaine d'années, je me suis plus spécialement adonné à l'étude de ces maladies, et après avoir expérimenté la plupart des traitements médicaux qui ont été proposés, j'ai été conduit à n'employer exclusivement que ceux d'entre eux qui m'ont paru présenter une certaine valeur, et à former de leur ensemble une association thérapeutique pouvant répondre à la plupart des indications.

Par l'application systématique de cette méthode, j'ai pu jusqu'ici obtenir des guérisons définitives, ou des améliorations persistantes dans plus de *80 °/₀ des cas* que j'ai eus à traiter.

Parmi ces cas, je citerai comme les plus fréquents :

Des *métrites* et des *périmétrites*; des *salpingites* ou *ovarosalpingites*; des *tumeurs diverses (cellulites, fibromes, cancers)*; des *déplacements utérins (antéversions, rétroversions, etc.)*; des *troubles menstruels (aménorrhées, dysménorrhées)*; des *hémorrhagies* et des *pertes de diverses origines*; des *troubles nerveux de cause génitale (névralgies, hystérie, neurasthénie)*; des *lésions de voisinage (cystites, entérites, constipation, varices, œdèmes, etc.)*; des *cas de stérilité, etc.*

Dans le traitement de ces diverses affections, je me suis toujours imposé l'obligation d'observer strictement les règles suivantes :

1. *Ne provoquer aucune douleur chez les malades ;*

2. *Ne les exposer à aucun danger ;*

3. *Leur permettre, dans la mesure du possible, de ne pas interrompre leurs occupations habituelles.*

Sachant d'autre part que les procédés opératoires ne donnent bien souvent que des résultats incomplets, qu'ils exposent les malades à de sérieux dangers, et qu'ils peuvent même avoir dans l'avenir des conséquences désastreuses en provoquant chez les opérées des désordres nerveux et cérébraux de la plus haute gravité, j'ai eu comme préoccupation constante *d'éviter chaque fois que cela a été possible les graves éventualités d'une opération chirurgicale.*

Je me suis proposé dans cette courte étude de montrer par quels moyens il est possible d'arriver à ces résultats et j'ai noté, chemin faisant, les quelques remarques que l'expérience m'a suggérées.

CHAPITRE Ier

Les maladies des femmes ; notions générales et sommaires sur leurs causes, leurs symptômes et leurs conséquences.

A. — Définition. Fréquence.

Sous la dénomination de **maladies des femmes,** on comprend toutes les affections qui intéressent l'utérus et ses annexes (trompes, ovaires, ligaments, etc.), ainsi que les troubles nerveux et fonctionnels qui en sont la conséquence.

La **gynécologie** est la science qui s'occupe de l'étude de ces maladies, désignées encore sous les noms de: *maladies du ventre, maladies de la matrice, maladies utérines, utéro-ovariennes, utéro-annexielles, maladies de l'appareil génital ou générateur de la femme*, etc.

C'est à chaque pas que l'on rencontre ces affections; sur dix femmes prises au hasard, il est rare qu'il ne s'en trouve au moins deux ou trois atteintes, soit de pertes blanches, soit de maux de reins ou de ventre, soit de troubles menstruels, c'est-à-dire de symptômes qui révèlent toujours une lésion plus ou moins sérieuse de l'appareil génital.

B.— Causes générales des maladies utérines.

1° Causes physiologiques et anatomiques. Infection. — Cette fréquence considérable tient à de nombreuses causes.

La *menstruation* et la *maternité* sont parmi les plus habituelles. La congestion qui chaque mois accompagne les règles crée un milieu favorable au développement des germes infectieux venus de l'extérieur. D'autre part, les accouchements ou les fausses couches, par les déchirures et les contusions qu'ils font subir aux tissus, ouvrent la porte à ces infections.

Le *virus gonococcique* est aussi l'origine d'affections génitales multiples ; en ce cas, tantôt le mal débute brusquement avec des allures aiguës, tantôt il progresse insidieusement et ne se révèle par des symptômes apparents qu'après avoir créé des lésions que la thérapeutique la plus rationnelle aura grand'peine à guérir.

Il est d'autres causes qui résultent de la *situation* particulière qu'occupe l'appareil génital. Cet appareil en effet n'est pas fixé dans le bassin ; il est flottant et simplement suspendu par des ligaments qui prennent leur appui sur la ceinture osseuse. Si ces ligaments viennent à être distendus, s'ils perdent par une cause quelconque leur résistance et leur élasticité, la matrice n'ayant plus de soutien s'abaisse, se déplace en divers sens, entraînant avec elle les annexes qui lui sont attachées. Il en résulte pour les organes voisins une gêne qui va déterminer des tiraillements et des compressions douloureuses en divers points, ainsi que des troubles fonctionnels plus ou moins importants.

2° Le corset. Son influence sur l'appareil génital. — Les *déplacements de l'utérus*, la *métrite* et les *troubles fonctionnels* qui les accompagnent à peu près constamment se produisent souvent sous l'influence d'un **corset** de forme et de confection défectueuses. Cette gaine rigide, si indispensable à l'habillement féminin, devient, suivant la forme et l'adaptation qu'on lui donne, tantôt un excellent appareil de soutien, tantôt au contraire un instrument de torture dont les funestes effets se font sentir dans tous les organes contenus dans les cavités thoracique et abdominale.

Le **corset dangereux** est celui qui comprime la taille et la resserre à la façon d'un lien, sans tenir compte des formes qu'il recouvre. Dans de telles conditions, l'estomac se trouve nécessairement comprimé et aplati ; pendant le travail de la digestion, il gêne les mouvements du cœur et du poumon, d'où les étouffements, les palpitations, les congestions et rougeurs de la face, si fréquents après les repas ; d'autre part il refoule l'intestin, d'où la constipation et les déplacements de la matrice.

C'est à cette compression de l'estomac qu'est dû le *bruit de roucoulement* que présentent certaines femmes à chaque mouvement respiratoire, et qui résulte de la circulation des gaz dans un espace rétréci ; ce bruit est un signe à peu près certain de la *dyspepsie* et de la *dilatation gastrique* qui accompagnent si souvent les maladies utérines.

Un autre danger du mauvais corset est de favoriser le glissement et l'abaissement des reins et d'être ainsi l'origine du *rein flottant*.

Enfin ce qui doit contribuer à le faire condamner par toute femme soucieuse de conserver avec sa santé l'élégance de ses formes, c'est qu'à la longue il imprime au ventre cette forme globuleuse et proéminente qui est une des difformités les plus choquantes.

Le **corset utile**. — Ces dangers et ces inconvénients disparaissent si le corset est de forme et de confection correctes. La *forme droite*, adoptée par la mode actuelle, en laissant à l'estomac toute sa liberté, me semble avoir réalisé un véritable progrès hygiénique, à la condition toutefois que la cambrure postérieure et les cambrures des hanches ne soient pas exagérées. Dans de telles conditions, le corset sera réellement utile ; il sera même indispensable pour soutenir les seins, les parois abdominales, et maintenir ainsi tous les organes dans leur position naturelle.

3° **Causes diverses.** — Je viens d'énumérer les causes les plus ordinaires des maladies utérines. Il en est d'autres que je ne ferai que signaler en passant, telles que : les *excès vénériens*; le *mariage trop précoce*; le *manque de soins hygiéniques*; la *station debout prolongée*, qui produit l'*entéroptose*, si fréquente chez les demoiselles de magasin ; les *maladies générales* (*arthritisme, herpétisme, tuberculose, cancer*), etc.

C. — Symptômes communs aux maladies utérines.

Les femmes atteintes d'une maladie de la matrice ignorent très souvent leur état, surtout dans les premières périodes. Cela tient à ce que dans les formes chroniques, qui sont les plus habituelles, les symptômes de début sont en général très légers et passent presque inaperçus. Il importe donc d'être fixé sur la valeur de ces signes prémonitoires qui d'ailleurs sont à peu près identiques dans toutes les variétés des maladies des femmes.

Ils consistent en *douleurs du bas-ventre*, *maux de reins*, *pertes blanches* et *troubles menstruels*. Toute femme chez qui apparaissent ces signes, qu'ils soient réunis ou isolés, est déjà une malade dont l'état s'aggravera fatalement et qui a tout intérêt à se faire soigner dès ce premier avertissement.

1° **Les douleurs du bas-ventre** commencent par un point dans un des côtés. Ce point n'est tout d'abord ressenti que par la pression, ou à l'occasion de certains mouvements, de certaines positions, tels que : la marche, la descente des escaliers, les courses en voiture, la position debout, l'action d'élever les bras, de se pencher en arrière, etc. Puis il augmente d'intensité, et finit par devenir continuel. Dans certains cas, il n'y a pas à proprement parler de douleurs, mais plutôt comme une gêne, une pesanteur dans le bas-ventre, comme la sensation d'un poids lourd qui appuie vers l'anus et semble vouloir s'échapper.

2° **Les maux de reins** accompagnent très souvent le point du ventre. Ils consistent en une douleur fixe ou intermittente qui siège au creux de la taille : la malade ne peut ni se plier, ni se baisser, ni se tenir debout sans souffrir des reins et éprouver la sensation d'une ceinture douloureuse qui l'enserre, en se prolongeant vers les hanches, le siège et les cuisses.

3° **Les pertes blanches** sont habituellement le premier symptôme d'une *métrite* ou d'une *salpingite*. Elles peuvent exister pendant fort longtemps sans autres malaises; aussi la plupart du temps sont-elles négligées, ou seulement combattues par des moyens insignifiants. Elles sont formées d'un liquide épais et glaireux, parfois transparent comme du blanc d'œuf, parfois de coloration blanc jaunâtre ou verdâtre, qui tache et empèse le linge. Les injections diverses les font disparaître momentanément, mais elles reviennent avec opiniâtreté.

Ces pertes blanches étant toujours l'indice d'une affection utérine, ne doivent jamais être considérées comme un phénomène sans importance.

4° **Les troubles menstruels** consistent en un *dérangement des règles* qui ne se montrent plus avec la ponctualité habituelle. Tantôt elles sont *avancées* de plusieurs jours ou se montrent même deux fois dans le mois; souvent elles sont *très abondantes, se prolongent* pendant 8, 10, 12 jours; certaines malades sont presque toujours dans le sang, et n'ont guère que 5 à 6 jours de repos intermenstruel. Tantôt au contraire elles sont *retardées* de quelques jours, de quelques semaines, et même de plusieurs mois, faisant croire alors à une grossesse. Ces troubles menstruels sont très variables et diffèrent d'une maladie à l'autre; mais le plus ordinairement c'est la fréquence, la durée et l'abondance des règles qui dominent.

En résumé : Maux de ventre, maux de reins, pertes blanches, règles rapprochées, abondantes, prolongées ; tels sont les principaux signes communs aux affections de la matrice.

D. — Troubles et désordres consécutifs aux maladies utérines.

1° **L'état général** des malades reste assez bon pendant les premières périodes, et les symptômes que je viens d'énumérer sont les seuls malaises qui annoncent la maladie utérine.

Mais il n'en est pas de même quand elle s'est prolongée un certain temps et surtout quand elle est insuffisamment traitée : l'organisme tout entier ne tarde pas alors à ressentir le contre-coup des altérations de l'appareil génital et à présenter les phénomènes généraux suivants :

2° **Physionomie. Facies utérin.** — Le teint perd son animation et ses couleurs ; il devient blafard, terreux ; la figure est amaigrie, osseuse ; les yeux n'ont plus leur éclat, ils sont ternes, enfoncés dans les orbites ; la bouche s'affaisse ; toute la physionomie prend un aspect de souffrance que l'on a caractérisé du nom de *facies utérin*. Des rides prématurées sillonnent le front, les tempes et les joues ; les cheveux se parsèment de fils blancs, et tombent abondamment. Tous les charmes de la jeunesse s'évanouissent pour faire place à une *vieillesse précoce et souffreteuse*, qui donne à des jeunes femmes de 20 à 30 ans les apparences de personnes de 60.

3° **Attitude.** — Ce qui contribue à accentuer encore cette caducité, c'est l'attitude spéciale que prend le corps. La malade, pour soulager ses douleurs, se tient courbée, penchée en avant; elle se voûte; elle marche lentement, avec hésitation et à petits pas, cherchant à éviter toute secousse capable de lui ébranler le ventre.

4° **Le caractère** subit de profondes modifications: ce qui domine, c'est un fond de *tristesse*, une *mélancolie* noire que rien ne dissipe. Les malades finissent par n'avoir de goût pour rien elles perdent l'instinct de la coquetterie, l'amour de la toilette; elles passent leurs journées assises ou couchées, plongées dans des idées sombres, songeant souvent à la mort et même au suicide. Ou bien elles deviennent acariâtres, querelleuses, égoïstes; leurs facultés affectives s'émoussent; leur mari, leurs enfants, leur famille, tout leur devient indifférent.

5° **Le système nerveux** est toujours fortement ébranlé par les maladies utérines. Ces troubles nerveux consistent en une grande impressionnabilité, en sensations douloureuses vagues dans la tête, à l'estomac, en secousses électriques dans les muscles; on voit se manifester des crampes, des étouffements, des palpitations, des vertiges des bouffées de chaleur, des resserrements de la gorge et de la poitrine, de l'oppression, des migraines atroces, et enfin une lassitude générale, une perte absolue des forces. Cet état constitue la *neurasthénie utérine*.

6° **Le système digestif** n'est pas moins atteint dans son fonctionnement. La langue est sale, pâteuse, la bouche amère, la soif assez vive. Les digestions sont lentes, pénibles, s'accompagnent de bâillements, de rougeur à la face, d'aigreurs, de renvois, de sensation de poids à l'estomac. Le ventre est gros, déformé, ballonné. La constipation est habituelle, provoque des coliques sèches, des gaz, et résiste à toutes les médications.

7° **La stérilité** est une des conséquences les plus fâcheuses des maladies utérines. Elle résulte tantôt d'une maladie primitive (*vices de conformation ou de développement des organes*), tantôt d'une maladie acquise (*métrite, salpingite, déviation, tumeur*, etc.). Sa fréquence est extrême, puisque, d'après une statistique de Grunewaldt, sur cent femmes atteintes d'une affection quelconque de la matrice ou des annexes, elle existerait cinquante fois.

Cette infirmité désole infiniment celles qui en sont atteintes. La femme inféconde souffre non seulement dans ses sentiments, mais encore dans sa dignité et son amour-propre; elle ne peut occuper dans la société la place qu'elle envie, et craint de n'avoir pas rempli son rôle au foyer domestique; elle se croit insuffisante, et redoute l'abandon de son mari. Disons tout de suite que si dans beaucoup de cas la stérilité résiste à tous les moyens, il en est encore un grand nombre où elle peut disparaître à la suite d'un traitement bien dirigé.

Ainsi qu'on peut en juger par l'exposé rapide qui précède, les maladies de l'appareil génital ont pour la femme de graves conséquences, et s'il est vrai que dans la plupart des cas les symptômes n'affectent pas une forme aussi sévère, il n'en reste pas moins certain que toute femme qui présente un de ces symptômes, si léger soit-il, est constamment exposée à de sérieux accidents.

CHAPITRE II

La médecine expectante en gynécologie. Son impuissance. Ses dangers.

Avant d'aborder la question du traitement, je tiens à signaler les dangers de ce qu'on nomme la *médecine expectante*, appliquée aux maladies utérines, et cela est d'autant plus utile, que cette méthode est assez généralement suivie dans la pratique courante.

Voyons d'abord ce qu'il faut entendre par cette expression.

On fait de la *médecine* ou de la *thérapeutique expectante* quand on laisse à la nature et au temps le soin de guérir une maladie : mais on en fait aussi quand sous le couvert d'une médication inactive, on n'oppose à cette maladie que des moyens de défense insuffisants.

Un maître clinicien en matière de gynécologie, le professeur Courty, de Montpellier, a écrit à ce propos les lignes suivantes : « *La médecine expectante, si utile en d'autres* « *circonstances, ne produit ici que des résultats déplorables.* « *Non seulement les maladies de matrice ne guérissent pas natu-* « *rellement, mais elles n'ont même aucune tendance vers la gué-* « *rison ; elles vont toujours en s'aggravant et finissent par néces-* « *siter l'intervention tardive du médecin.* »

Or il n'est malheureusement que trop facile de constater que cette méthode du *laisser faire* est celle qui est le plus souvent suivie ou conseillée.

Voici d'ailleurs comment les choses se passent dans la grande majorité des cas :

Une jeune femme, quelques semaines, quelques mois

après un accouchement ou une fausse couche, ou même sans cause apparente, constate chez elle certains des symptômes que j'ai décrits plus haut : pertes blanches, troubles menstruels ; avec cela, quelques douleurs au bas-ventre, fugaces, intermittentes, se montrant surtout aux époques. Néanmoins, ces légers malaises ne la gênant point dans ses occupations, elle ne s'en inquiète guère et laisse aller les choses.

Inconsciemment, cette femme, qui déjà est une malade, fait ainsi de la médecine expectante.

Mais au bout d'un temps plus ou moins long, les troubles se sont aggravés ; les douleurs sont devenues plus aiguës, plus persistantes ; elles se localisent nettement dans un côté du ventre, ou aux reins ; elles gagnent la ceinture, l'estomac, les cuisses, etc. Notre jeune femme se décide enfin à consulter, et on lui découvre une maladie génitale quelconque (métrite, périmétrite, déviation, fibrome, etc.). Toutefois, comme les lésions ne sont pas encore très avancées, et ne nécessitent pas une opération immédiate, qui d'ailleurs ne serait que difficilement acceptée, on lui conseille un *traitement banal* qui consiste invariablement en injections, tampons ou ovules glycérinés, cautérisations superficielles, repos si c'est possible, ou parfois une cure thermale, et l'on espère que le temps fera le reste.

Or, le temps ne fait qu'aggraver la situation, car *un pareil traitement n'est au fond que de la médecine expectante pure et simple*, dissimulée, il est vrai, sous les apparences d'une médication dont l'effet le plus nuisible est d'entretenir la malade dans une fausse sécurité, et de lui faire perdre un temps précieux.

Aussi, qu'arrive-t-il ? Le mal progresse de plus en plus, jusqu'au jour où une opération sanglante est devenue indispensable.

On peut être assuré qu'il n'y a ici aucune exagération et que cette histoire est celle de tous les jours.

Est-il besoin d'ajouter que si dès l'apparition des premiers malaises, ou même dès la première consultation, on eût appliqué la méthode dont je vais maintenant exposer les grandes lignes, on aurait eu les plus grandes chances de voir en quelques semaines tout se terminer par une guérison des plus simples. Il est vrai qu'en ce cas on n'aurait pas manqué de dire, et la malade la toute première, que par cette méthode on n'avait guéri qu'un simple *bobo !* C'est juste, mais ces *bobos*, en gynécologie, il faut les guérir, si l'on ne veut pas les voir dégénérer en graves affections.

En résumé, l'expectation simple, ou l'expectation masquée par un traitement incapable de détruire sur place, soit une lésion, soit un agent infectieux qui détermine des accidents, est en l'espèce une grave faute, et constitue le pire des dangers.

CHAPITRE III

De la méthode non opératoire dans le traitement des maladies des femmes.

J'indiquerai dans ce chapitre de quelle façon je comprends le traitement médical des affections de l'utérus et des annexes, et ce que j'entends par **méthode non opératoire.**

Je montrerai ensuite les **avantages** de cette méthode.

Je déterminerai enfin les **conditions** dans lesquelles elle doit être mise en œuvre pour réussir.

A. — Définition et principe de la méthode.

J'appelle « *méthode non opératoire* » l'emploi méthodique et raisonné d'une série de procédés non chirurgicaux, qui, par leur groupement et leurs modes d'action isolés ou combinés, représentent une *association thérapeutique* susceptible de répondre à la plupart des indications des maladies des femmes.

Ces procédés, dits *procédés de douceur*, par opposition aux opérations chirurgicales proprement dites, comprennent un certain nombre de petites interventions parmi lesquelles je citerai comme les plus courantes :

1° *Les applications de courants électriques (électrothérapie gynécologique)* ;

2° *Le curetage chimique, et la médication intra-utérine ;*

3° *La dilatation et le drainage utérins prolongés ;*

4° *Le massage gynécologique (kinésithérapie, sismothérapie gynécologiques).*

A ces procédés de première ligne viennent s'adjoindre des *moyens adjuvants* qui en forment comme le complément ; tels sont : la *thermo-puncture*, les *scarifications*, la *thermothérapie*, l'emploi des appareils de *redressement et de soutien*, etc.

Les excès chirurgicaux qui pendant ces dernières années ont dominé la thérapeutique gynécologique ont eu ce résultat heureux de favoriser le perfectionnement et la mise au point de ces diverses interventions, et de les faire bénéficier de tous les progrès réalisés par les découvertes modernes.

Parmi ces procédés, les uns, tels que la *dilatation*, la *médication intra-utérine*, le *drainage*, etc., sont relativement anciens ; mais grâce à l'antisepsie, grâce à l'instrumentation plus parfaite, grâce aussi à la connaissance plus précise de la nature des lésions, ils ont été l'objet de perfectionnements tels, qu'on peut les considérer presque comme des nouveautés. D'autres, de date assez récente, tels que l'*électrothérapie* et le *massage gynécologiques*, ont provoqué de nombreux travaux d'après lesquels il a été possible d'en fixer nettement les indications et la technique.

Toutefois, la valeur respective de ces procédés a été ou trop exagérée, ou trop contestée par certains gynécologistes, et il y a utilité de ramener les choses à un point de vue plus exact.

En effet, ces modes de traitement ne valent à mon sens que les uns par les autres, et sous condition expresse de s'entr'aider, de se combiner, de se compléter mutuellement. Employés systématiquement et isolément à titre de médication uniforme, ce sont des agents imparfaits et insuffisants ; et cela explique le discrédit dans lequel quelques-uns sont tombés. Au contraire, groupés et associés, ils représentent une *arme thérapeutique* puissante, d'un manie-

**

ment commode et sûr, et dont la valeur ne me paraît pas discutable.

Ainsi comprise, la méthode non opératoire a le droit de revendiquer un rang des plus honorables à côté de la méthode chirurgicale proprement dite, parfois trop exclusive et trop absolue.

B. — Ses avantages.

Ces avantages sont nombreux, et j'en signalerai quelques-uns qui intéressent plus particulièrement les malades.

1° **Pas de douleur.** — Les traitements ci-dessus mentionnés offrent *tous* ce précieux avantage de pouvoir être supportés *sans douleur*.

C'est par centaines que je puis compter les applications que j'en ai faites, et dans aucun cas je n'ai eu à constater chez mes malades de véritable douleur pendant l'application. Un petit nombre de femmes, les femmes nerveuses surtout, ont bien, il est vrai, une certaine appréhension ; la crainte irraisonnée des appareils électriques, la vue de quelques instruments inoffensifs, ou les préparatifs nécessaires, les impressionnent toujours un peu ; elles souffrent surtout de la peur de souffrir. Mais ces terreurs sont vite dissipées, et dès la deuxième séance elles sont familiarisées avec tous les apprêts, et se prêtent docilement aux exigences du traitement.

Ce qui contribue d'ailleurs à éviter aux malades toute souffrance et tout énervement, c'est la possibilité d'agir vite et sûrement, et de disposer pour cela d'une organisation qui le permette.

2° **Pas de dangers à craindre.** — Certaines de ces interventions, telles que l'*électrolyse*, le *massage*, le *drai-*

nage, etc., ont été accusées de provoquer des complications, de donner lieu à des phénomènes aigus, etc. Or, mon expérience personnelle me permet de faire justice de ces accusations, et en cela je suis d'accord avec tous les observateurs impartiaux. Ayant eu à traiter de très nombreux cas de métrite, de salpingite, etc., j'ai pu *prolonger pendant 2 et 3 mois la dilatation et le drainage intra-utérin*, sans observer le moindre mouvement fébrile, ni le moindre signe d'intolérance. Pour certains fibromes de moyen volume, douloureux et hémorrhagiques, j'ai pu *pratiquer chez les mêmes malades jusqu'à 30 et 40 séances d'électrolyse*, avec intervalles de 2 à 8 jours, et loin de provoquer aucune complication, ce traitement avait souvent pour résultat de réduire le volume de la tumeur, et de faire disparaître les symptômes inquiétants.

Je pourrais multiplier les exemples, citer les appréciations des nombreux auteurs qui se sont intéressés à la question, et produire quantité de faits démontrant que l'*électrothérapie*, le *curetage chimique*, les *scarifications*, le *massage*, etc., pratiqués dans des conditions d'asepsie parfaite, et en dehors de tout état aigu, sont toujours parfaitement tolérés et exempts de tout danger, mais ces développements m'entraîneraient trop loin. Ce que j'en ai dit suffit à démontrer que la méthode non opératoire est toujours inoffensive, pourvu toutefois que les manœuvres soient correctement conduites, et avec la plus grande douceur. Dans ces conditions elles sont bien moins périlleuses qu'une simple injection brutalement administrée, ou un simple tampon mal placé.

3° **Pas de repos obligatoire et prolongé.** — Ce qui démontre encore l'innocuité absolue de la méthode, c'est la *possibilité pour toute malade de suivre le traitement sans interrompre ses occupations* [1].

A part un léger repos de quelques heures immédiatement après chaque séance, elle peut aller, venir, travailler, sans avoir rien à craindre, ni douleur, ni fatigue. Or, toute autre méthode exige un très long repos, un séjour de plusieurs semaines ou de plusieurs mois à l'hôpital ou dans une maison de santé, et il est bien difficile à une mère de famille de quitter ainsi son foyer, d'abandonner ses occupations. Elle considérera donc comme des plus avantageux pour elle le mode de traitement qui peut lui assurer la guérison sans l'astreindre à de telles exigences.

C. — Ses conditions de succès.

Si l'on veut obtenir de l'application des procédés de douceur tous les résultats que l'on est en droit d'en attendre, il est indispensable de se conformer exactement à toutes les exigences que réclame leur emploi.

Ce sont ces **conditions** que je vais maintenant examiner.

1°. **Opportunité du traitement.** — Je m'empresse de déclarer tout d'abord que la méthode non opératoire n'est pas applicable à tous les cas : il ne faut donc pas lui demander plus qu'elle ne peut donner. Il est des lésions d'origine traumatique (*déchirures, lacérations*, etc.) ainsi

---

1. Toutes nos malades peuvent venir de chez elles à la Clinique, et s'en retourner après le traitement, sans inconvénients ni fatigue. Les séances n'ayant lieu, suivant les cas, que tous les 2, 3, 4 jours ou plus rarement encore, elles peuvent dans les intervalles continuer leur train de vie habituel. Nous avons même en traitement des malades habitant à 30 ou 40 kilomètres, et que ce double trajet en chemin de fer ne fatigue nullement.

que certaines *malformations congénitales* qui ne peuvent être réparées que par la chirurgie. Quant aux *lésions d'origine inflammatoire*, ce n'est qu'à une période déterminée de leur évolution qu'on peut songer à leur appliquer un traitement médical. Il est de toute évidence qu'une vaste suppuration pelvienne, par exemple, ou un volumineux fibrome en voie de dégénération, ou un gros kyste avec adhérences, n'auront rien à attendre de ce traitement. Toutefois, il est à considérer que de telles altérations n'ont pas présenté d'emblée un caractère de gravité aussi accentué : elles ont eu une période de début, elles ont marché lentement et progressivement ; or, cette phase de début, de propagation ou d'accroissement est celle précisément où la méthode non opératoire eût pu arrêter les progrès du mal. Une première condition de succès est donc celle-ci : *Il ne faut appliquer la méthode que dans les cas où son intervention est justifiée, soit par la nature de la maladie, soit par son degré d'avancement* ; dans ce dernier cas, il faut *agir au moment opportun*, et la réussite sera d'autant plus rapide et plus sûre, que le traitement sera mis en œuvre à une époque plus rapprochée du début.

2° **Choix du procédé.** — Le choix du procédé à employer n'est pas chose indifférente. Agir comme le font certains spécialistes, qui ont un procédé unique pour tous les cas, me semble une erreur et une faute. Tel gynécologue emploie invariablement l'électrothérapie ; tel autre le massage ; tel autre encore prétend guérir toutes les malades par l'hydrothérapie ou la cure thermale. C'est là une façon d'agir défectueuse, qui conduit à des insuccès fréquents, et qui, par suite, est de nature à jeter le discrédit sur des agents thérapeutiques souvent merveilleux dans leurs effets, mais à la condition d'être employés avec discernement.

La méthode non opératoire, telle que je l'ai exposée, est avant tout éclectique ; elle permet d'appliquer à chaque cas le procédé qui semble le mieux lui convenir, elle permet aussi de combiner, d'alterner, d'échelonner les différents moyens d'action dont elle dispose, suivant des indications cliniques précises. Ce sont là encore des conditions dont il faut tenir grand compte pour réussir.

3° **Durée et ponctualité du traitement.** — Il est une autre condition non moins utile : *c'est que le traitement soit suffisamment prolongé.* Cette obligation est parfois très difficile à imposer aux malades, qui se découragent facilement et renoncent ainsi à la seule chance qu'elles aient de recouvrer la santé. Or, il ne faut pas oublier que *les lésions de l'appareil génital se réparent très lentement,* et que plusieurs mois sont souvent nécessaires à cette réparation. Cela tient à la nature même des fonctions de cet appareil : à la menstruation, souvent abondante et prolongée, qui, par la congestion intense qu'elle provoque chaque mois dans tout l'appareil génital, vient contrarier les effets curatifs de la médication et faire perdre un peu du terrain conquis ; cela tient aussi à l'excitation génitale qui concourt trop souvent à entretenir et à prolonger l'état congestif.

Pour ces raisons, la marche de la guérison est lente, et les résultats obtenus étant peu appréciables, les malades finissent par douter de l'efficacité d'un traitement qui, je le répète, réussit toujours avec de la persévérance et de la ténacité.

Outre le temps nécessaire, *il faut aussi de la ponctualité dans l'exécution du traitement.* J'ai vu par exemple des malades auxquelles deux ou trois séances par semaine étaient utiles ne revenir que tous les 15 jours, tous les mois, et qui s'étonnaient de ne pas être guéries ! Une telle négligence est impardonnable, car les effets obtenus en une séance ne persistent pas au delà de quelques jours, et si les interventions ne sont pas suffisamment rapprochées, tout est à recommencer.

Il faut donc que toute malade qui a entrepris un traitement se pénètre bien de l'obligation qu'il y a pour elle de se rendre ponctuellement au rendez-vous qui lui a été fixé, sous peine de perdre le bénéfice déjà acquis.

4° **Technique générale.** — Il est enfin une dernière condition de succès : elle a trait à la manière générale d'appliquer la méthode, à sa *technique.*

a) Technique défectueuse. — Un traitement mal appliqué est non seulement inutile, mais dangereux. C'est pour cette raison que les petites interventions gynécologiques pratiquées habituellement au cabinet du médecin, ou même au domicile des malades, donnent de si médiocres résultats. Ou bien ces interventions sont faites sans méthode, sans principes, sans précautions antiseptiques, et elles présentent alors de sérieux dangers ; ou bien elles sont incomplètes, et par suite absolument illusoires.

b) L'Antisepsie. — Toute intervention, si légère soit-elle, doit être précédée d'une antisepsie rigoureuse, pour laquelle d'abondantes solutions chaudes et froides sont nécessaires, ainsi qu'une stérilisation parfaite de tous les objets, instruments, appareils, etc., que l'on doit utiliser. De telles précautions nécessitent l'emploi de meubles, ustensiles, vêtements spéciaux, d'un parquet étanche et lavable, de conduites d'écoulement, etc. Il est assez difficile de réaliser ces conditions dans un cabinet médical ; les mêmes inconvénients se retrouvent au domicile des malades, où rien n'est organisé en vue de telles opérations, et où d'ailleurs on ne doit agir qu'en cas de nécessité absolue.

c) L'installation, les aides, le local. — Il est donc

indispensable d'avoir à sa disposition une installation commode, des appareils, des instruments, des produits pharmaceutiques etc.; il faut aussi se faire assister par une ou plusieurs aides bien dressées.

Faute d'aides, faute d'une installation suffisante, l'opérateur est obligé de quitter à chaque instant sa malade pour saisir un objet quelconque, instrument, tampon, flacon, etc., qui n'est pas directement à sa portée. Devant une gêne semblable, on comprend combien il lui est difficile d'agir avec promptitude et sécurité, et surtout de ne pas prolonger outre mesure une séance qui peut fatiguer, énerver la malade, et lui faire souvent plus de mal que de bien.

Toutes ces difficultés, dont j'ai pu me rendre compte par moi-même, font qu'il est de nécessité absolue pour le médecin spécialiste de posséder *un local à part*, spécialement aménagé en vue de l'usage auquel il est destiné [1].

Telles sont les conditions que je crois indispensables pour obtenir du traitement médical tous les résultats que l'on est en droit d'en espérer.

En résumé; toute maladie de la matrice ou des annexes qui n'est pas immédiatement justiciable d'une opération chirurgicale, aura de grandes chances d'être améliorée ou guérie par l'emploi des procédés de douceur appliqués suivant les principes d'une méthode rigoureuse. Les avantages de cette méthode sont tels, qu'en présence de certains cas où, sans être formellement indiquée, une opé-

---

1. L'organisation de notre Clinique gynécologique, 27, rue Sainte-Hélène répond à tous ces desiderata, et nous permet l'application aisée de tous les traitements médicaux en usage dans la thérapeutique des maladies des femmes.

ration chirurgicale est néanmoins justifiée, je pense qu'on devra toujours tenter l'épreuve de la méthode non opératoire, et ne se résoudre à l'intervention sanglante qu'après son insuccès absolu.

***

CHAPITRE IV

Des différents procédés de traitement, et de leurs applications spéciales.

Je n'ai pas l'intention de décrire tous les procédés médicaux en usage dans la thérapeutique gynécologique : une telle étude entraînerait des développements que ne comporte pas le cadre de ce travail.

Je me bornerai donc à passer en revue ceux que j'ai le plus souvent employés, et que j'ai indiqués comme faisant partie intégrante de la méthode non opératoire.

Ainsi que je l'ai déjà dit, ils comprennent :

1° *Le traitement électrique ;*

2° *Le curetage chimique de l'utérus ;*

3° *La dilatation et le drainage utérins prolongés ;*

4° *Le massage gynécologique.*

A. — L'électricité et ses applications dans les maladies utérines.

De tous ces procédés, le traitement électrique est sans contredit celui dont les applications sont les plus fréquentes, et qui donne les résultats les plus remarquables. On peut même dire que la méthode non opératoire est basée presque exclusivement sur l'action des courants électriques, les autres procédés n'intervenant le plus souvent qu'à titre complémentaire.

Ce traitement est à l'heure actuelle au rang des méthodes classiques ; ce sont surtout les travaux de A. Tripier et d'Apostoli qui ont contribué à en fixer les règles d'une façon précise et pour ainsi dire mathématique.

L'**électricité** n'est plus le fluide mystérieux et insaisissable que naguère encore la médecine n'utilisait que timidement, et d'une manière empirique. Elle peut être aujourd'hui considérée comme un véritable médicament susceptible, grâce à des appareils nouveaux et ingénieux, d'être dosée, pesée, mesurée, fractionnée avec autant de précision que toute substance pharmaceutique. On peut débiter un courant électrique avec une intensité et sous une tension voulues, on peut limiter son action à des zones circonscrites, à des points précis.

Aussi ses effets ont-ils pu être enregistrés avec la plus grande exactitude.

Envisagée au point de vue des maladies qui nous occupent, l'**électricité** possède de très remarquables *propriétés*.

Appliquée sous forme de *courants continus* (*galvanisation*), elle détruit, avec un pouvoir que nul antiseptique ne possède, les microbes qui ont envahi les organes ; elle cautérise et panse les tissus malades ; elle agit sur les tissus vivants en provoquant par son *action interpolaire* des modifications circulatoires et dynamiques dont la conséquence est de rétablir un équilibre normal dans la nutrition de ces tissus (diminution de volume des fibromes, disparition des exsudats).

Appliquée sous la forme de *courants induits* (*fara disation*), tantôt elle stimule et réveille les contractions musculaires de tout l'appareil génital, qui subit ainsi une rapide décongestion et se vide des liquides pathologiques qui l'engorgent (*courants de quantité*) ; tantôt elle agit sur le système nerveux dont elle apaise et calme admirablement les manifestations douloureuses (*courants de tension*).

C'est donc un merveilleux médicament, à la condition

cependant qu'il soit manié avec délicatesse et précision. Mais de même que tout autre agent, il a ses *indications particulières*, et doit être limité à certains cas, ou même à certains symptômes bien déterminés. Il est aussi beaucoup de circonstances dans lesquelles l'électricité, insuffisante pour constituer à elle seule un procédé curatif, sera précieuse néanmoins à titre de *médication adjuvante.*

Demander aux courants électriques de guérir toutes les maladies utérines, comme le prétendent les gynécologues électriciens, c'est méconnaître son pouvoir et faire naître une juste suspicion sur les résultats annoncés.

Je ne signalerai donc ici que les maladies ou les symptômes dans lesquels elle est réellement utile, et où j'ai pu constater ses bienfaisants effets.

1° Traitement électrique du symptôme « douleur »

Dans les maladies de la matrice, l'**élément douleur** joue presque toujours le rôle principal. C'est pour obtenir un soulagement aux souffrances qu'elles endurent, que la plupart des femmes viennent nous consulter, et beaucoup se considèrent comme guéries quand elles ne souffrent plus.

Or il n'existe pas de moyens comparables à l'électricité pour combattre ces phénomènes douloureux : les opinions de tous les observateurs sont absolument unanimes à cet égard. L'effet est parfois saisissant, et j'ai vu des femmes qui arrivaient courbées et tordues par la souffrance, rentrer chez elles libres et alertes après une seule séance. Il est vrai que si l'on borne là le traitement, le soulagement n'est que provisoire, et il faut en général un certain nombre d'applications pour obtenir un résultat définitif et complet.

C'est le *courant de tension* qui semble surtout jouir de propriétés sédatives et calmantes; il est toujours bien supporté et ne provoque aucune douleur; d'ailleurs son intensité peut toujours être proportionnée au degré de tolérance de la malade.

Quelle que soit l'origine de la douleur, l'électricité la fait disparaître : ce qui ne veut pas dire qu'elle suffise dans tous les cas à guérir la lésion qui lui donne naissance; très souvent elle n'intervient qu'à titre auxiliaire, mais elle est alors d'autant plus précieuse qu'elle permet l'application simultanée de moyens curatifs appropriés, dont l'emploi eût été impossible sans son concours.

Comme médication exclusive ou principale, l'électricité est surtout indiquée dans *les douleurs de nature nerveuse.*

Chez certaines femmes, les organes extérieurs sont le siège d'une sensibilité telle, que le moindre contact produit des resserrements et des contractions extrêmement douloureux (*vaginisme, hyperesthésie vulvaire*). D'autres fois, c'est une névralgie à crises intermittentes, qui siège dans le vagin, dans la vessie, à l'anus; ou bien une névralgie de la région ovarienne, qui s'irradie dans les reins, dans les cuisses et dans tout le bassin (*névralgies ovarienne, lombo-abdominale, pelvienne, sciatique*). Dans ces divers états, l'électricité possède une merveilleuse efficacité : dès la première séance, les malades sont soulagées, et il n'est pas rare de voir la guérison survenir au bout de 10 à 12 séances, sans que l'on ait eu à constater la moindre intolérance pendant toute la durée du traitement.

2° Traitement électrique des hémorrhagies

Les *pertes de sang* sont un des symptômes que l'on observe le plus souvent dans les maladies de la matrice ou des annexes. Tantôt elles se montrent isolément et en dehors de la période menstruelle (*metrorrhagies*); tantôt elles se confondent avec les règles qui sont alors plus abondantes, plus prolongées, plus rapprochées (*ménorrhagies*).

Les maladies au cours desquelles on les observe surtout, sont les métrites, les salpingites, les ovaro-salpingites, les fibromes, les cancers, etc. Mais elles peuvent survenir aussi sans cause apparente, et on les attribue alors à un état nerveux spécial, à un trouble nutritif, ou à une idiosyncrasie particulière.

Ces hémorrhagies ont pour résultat d'affaiblir et d'anémier profondément les malades, et comme elles résistent en général à tout traitement médicamenteux, on a recours en dernier ressort à une opération (*curetage, ablation des trompes, des ovaires, de l'utérus*). Mais ces opérations, outre les dangers qu'elles comportent, ne réussissent pas toujours à les faire disparaître.

Je traite, à l'heure actuelle, une malade qui a déjà subi deux opérations (ablation des annexes) ayant eu pour but de la débarrasser d'hémorrhagies persistantes, de cause indéterminée. Or, cette double mutilation n'a produit aucun effet, et les pertes ont continué. J'ai tenté chez cette malade un traitement électrique qui a déjà produit une grande amélioration et j'espère bien la guérir par ce moyen de ses hémorrhagies [1].

Il y a donc toujours avantage, avant de se résoudre à une intervention sanglante, à essayer le traitement électrique, qui, dans la plupart des cas, suffira à arrêter l'écoulement sanguin.

C'est ainsi que dans les hémorrhagies qui dépendent

---

1. Depuis l'époque où ces lignes ont été écrites, la malade a continué le traitement et se trouve aujourd'hui complètement guérie.

d'une métrite, d'un fibrome, d'un cancer, l'emploi du courant continu, avec choix comme agent actif du *pôle positif*, dont l'action hémostatique est des plus puissantes, aura pour effet d'arrêter la perte après quelques séances. De plus, l'électricité interviendra dans ces circonstances à titre réellement curatif, ou utilement palliatif, en guérissant ou en améliorant les lésions organiques qui entretiennent l'écoulement.

Dans le cas où l'hémorrhagie est sous la dépendance, soit de l'état nerveux, soit d'un trouble de la nutrition (hystérie, hémophilie, chlorose, etc.), c'est à la *faradisation* avec le *courant de quantité* qu'on aura recours, et il est bien rare que, par des applications méthodiques, suivant la technique proposée par A. Tripier, on n'arrive pas à de bons résultats.

3° Traitement électrique des engorgements de matrice (subinvolution)

A la suite d'un accouchement, d'une fausse couche, ou sous l'influence de toute autre cause, l'utérus reste souvent gros, douloureux, lourd, et provoque des tiraillements aigus qui se font sentir aux reins, à l'estomac, au bas-ventre. Cette complication est, en général, d'ordre infectieux; elle est fréquente chez les femmes qui n'ont pris aucune précaution antiseptique pendant ou après l'accouchement, ou chez celles qui se sont levées trop tôt; elle est presque toujours l'origine d'une maladie plus grave (déplacement, abcès, salpingite, etc.).

Cet engorgement est toujours rapidement guéri par quelques applications électriques. On emploie le *courant faradique de quantité*, à moins qu'il n'y ait des symptômes d'infection, et, en ce cas, on associe le courant faradique à la galvanisation (Posit. intr.-ut.). En général, huit à dix séances suffisent pour rendre à la matrice son volume normal; les applications ont une durée de 10 à 15 minutes; elles ne sont pas douloureuses; l'intervalle entre les applications varie de 1 à 4 jours.

4° TRAITEMENT ÉLECTRIQUE DES MÉTRITES ET DES ENDOMÉTRITES

Ces affections sont de celles où l'électricité produit toujours d'excellents effets. On sait qu'elles sont caractérisées par un processus infectieux qui tantôt se localise à la muqueuse utérine, tantôt envahit le muscle utérin lui-même.

Or, le courant continu agit dans ce cas à la fois sur la muqueuse qu'il désorganise et détruit par *son action polaire électrolytique*, et sur le muscle dont il régularise la nutrition par son *action interpolaire catalytique*. Il est en outre un agent antiseptique des plus puissants (expériences d'Apostoli et Laquerrière). Aussi, voit-on en quelques séances (10 à 12 environ) les douleurs et les pertes disparaître, et l'utérus reprendre ses fonctions.

Cette sorte de curetage chimique présente, ainsi que je le montrerai plus loin (v. p. 46), des avantages appréciables, et permet d'obtenir des guérisons solides et à l'abri de toute récidive.

J'ai appliqué le traitement électrique dans de nombreux cas de métrite et d'endométrite en l'associant à la dilatation prolongée et au drainage (v. p. 48), et je considère ce procédé mixte comme un des meilleurs moyens de venir à bout de certaines formes chroniques hypertrophiques, avec sclérose des tissus, formes dans lesquelles le curetage chirurgical est impuissant, et qui, par les hémorrhagies et les douleurs tenaces qu'elles entraînent, épuisent profondément les malades.

5° Traitement électrique des salpingites et des ovaro-salpingites

Les *salpingites* sont des affections qui se rencontrent rarement à l'état de simplicité. Elles sont presque toujours associées soit à de la *métrite*, soit à de l'*ovarite* ou à une *cellulite* plus ou moins étendue.

Quand l'affection est de date assez récente, et qu'elle ne présente aucun signe de suppuration, on peut obtenir par le traitement électrique une guérison assez rapide.

Le phénomène dominant étant ici la douleur, c'est par une *faradisation vaginale* ou *intra-utérine* que l'on devra aborder le traitement. Cette opération préliminaire aura pour effet de calmer l'irritabilité de l'utérus et de permettre l'intervention plus active de l'électrolyse positive, ou de tout autre procédé pouvant agir sur la muqueuse utérine.

Il est à remarquer, en effet, qu'en modifiant cette muqueuse, on exerce, par une sorte d'action à distance, une influence favorable sur les annexes : la trompe et l'ovaire se décongestionnent, les exsudats se résolvent, et les organes reprennent peu à peu leur mobilité. Ces résultats ont été constatés par de nombreux observateurs (Tripier, Apostoli, Gauthier, Weil, Mundé, Engelmann, Martin, etc., etc.) qui ont rapporté des faits absolument probants et d'une authenticité indiscutable.

C'est surtout la *salpingite catarrhale* qui bénéficie le mieux de ce traitement; quant aux *salpingites compliquées* de tumeurs liquides, il est préférable, je crois, de les vider par les ponctions ou d'essayer le drainage prolongé (v. p. 51). Apostoli a préconisé dans ce cas la *volta-puncture*, et en a retiré des effets excellents; mais c'est déjà une opération assez délicate, et qui sort du cadre des traitements bénins que je préconise ici. Je n'ai d'ailleurs aucune expérience personnelle de cette intervention, et je m'en tiens habituellement à la galvanisation vaginale ou intra-utérine associée à la dilatation prolongée, procédés dont j'ai toujours été très satisfait.

6° Traitement électrique des exsudats périutérins et des déviations avec adhérences

Il existe toute une catégorie d'affections utérines, métrites, salpingites, ovarites, etc., à la suite desquelles il se produit autour des organes génitaux internes une inflammation du tissu cellulaire donnant lieu à une tumeur plus ou moins volumineuse : c'est *la pelvi-cellulite.* Dans ces cas, l'utérus est ordinairement dévié et plus ou moins immobilisé par des adhérences. Il en résulte pour les malades un état tout particulièrement douloureux et leur santé générale subit une profonde atteinte se traduisant par un amaigrissement considérable, une perte absolue des forces et un trouble de toutes les fonctions. Cette maladie résiste à tous les traitements, et si la chirurgie intervient, elle a le plus souvent des conséquences plus lamentables que la maladie elle-même.

Le traitement électrique donne ici des résultats parfois inespérés.

Playfair cite à ce sujet le fait suivant : Chez une femme dont l'utérus était fixé d'une manière immuable par un exsudat pelvien compact, et qui avait inutilement épuisé tous les traitements, il résolut d'essayer le courant galvanique ; tous les trois jours il fit passer au travers de cette tumeur un courant de 100 M. A. L'effet fut instantané et vraiment remarquable : les douleurs pelviennes diminuèrent immédiatement, et l'exsudat se dissipa presque entièrement. Au bout de trois semaines l'utérus était librement mobile dans tous les sens, et la malade, entièrement guérie, ne tardait pas à recouvrer ses forces et sa santé. Dans ce cas particulier, un chirurgien éminent avait proposé une opération radicale, en déclarant publiquement qu'aucun autre traitement n'était capable de donner un résultat.

Dans un autre cas, observé à la Clinique de *Simpson*, il s'agissait d'une malade atteinte de rétroversion avec adhérences et exsudats périutérins. Six applications furent faites dans l'intervalle d'un mois : les exsudats se résorbèrent entièrement, l'utérus redevint mobile et reprit sa position normale.

Ce sont là d'ailleurs des observations presque banales, et si je cite ces deux cas parmi des centaines d'autres, c'est d'abord à cause des autorités qui les couvrent, c'est ensuite qu'ils représentent le type le plus fréquent de ces sortes d'affections et se rapprochent beaucoup de ceux qu'il m'a été donné d'observer, et dans lesquels le traitement électrique m'a très souvent procuré de bons effets.

Je rapporterai en particulier le *cas suivant* qui présente un certain intérêt. Il s'agit d'une malade atteinte de *cellulite postérieure*, avec un *utérus en rétroflexion* fixé par des adhérences, et chez laquelle des douleurs intolérables constituaient le symptôme capital. L'affection avait débuté un an auparavant par une endométrite puerpérale, suivie de pelvi-péritonite aiguë. Au bout de six mois, l'état douloureux ayant persisté, on avait tenté l'application d'un pessaire pour combattre une déviation à laquelle on attribuait cette persistance des douleurs; puis une cure thermale était intervenue, mais tout cela sans résultat.

Quand je vis la malade pour la première fois, les douleurs avaient atteint une intensité telle, que la moindre marche, le moindre mouvement étaient impossibles. Je constatai que l'utérus était rétrofléchi et absolument immobilisé : toute tentative de redressement arrachait des cris à la malade ; le cathétérisme utérin était impossible, et même le simple toucher ou l'application du spéculum. Je tentai alors la faradisation avec une électrode bi-polaire vaginale, en employant le courant de tension. Le résultat fut tel, qu'au bout de huit jours je pouvais essayer le cathétérisme utérin, passer dès la première séance trois bougies en gomme, et arriver au numéro 8 de la filière. Cela me permit d'appliquer une électrode positive en charbon dans la cavité cervicale, et de pénétrer dès la deuxième séance dans la cavité utérine elle-même. La malade n'éprouvait presque plus de douleur et put supporter des intensités de 60 à 80 M. A, que je continuai tous les trois ou quatre jours pendant deux mois environ. Dans l'intervalle, les règles étaient survenues et n'avaient donné lieu qu'à quelques douleurs bien supportables.

A ce moment l'utérus était devenu mobile, les exsudats étaient plus mous, et les douleurs presque nulles.

Je continuai le traitement en maintenant pendant deux mois encore une dilatation permanente du col utérin au moyen d'une tige de Lefour.

Actuellement la malade est en excellente santé et supporte admirablement le pessaire que, par surcroît de précaution, je lui ai appliqué.

Ce fait, et beaucoup d'autres analogues, montrent tout le parti que l'on peut tirer de l'électricité dans des cas qui tout d'abord semblent ne devoir relever que de la chirurgie : il montre aussi combien est parfois utile l'association des divers procédés qui forment la base de la méthode non opératoire.

7° Traitement électrique de l'aménorrhée

On appelle *aménorrhée* la suppression des règles en dehors de l'état de grossesse.

Elle est due le plus souvent à des troubles de la nutrition

générale (*anémie*, *chlorose*, *obésité*, *tuberculose*, etc.); on l'observe aussi chez les femmes ou les jeunes filles nerveuses, impressionnables, hystériques ou neurasthéniques.

Parfois c'est à la suite d'une violente émotion que les règles se suppriment : frayeur, joie vive, chagrin violent, etc., ou bien à la suite du refroidissement, d'un bain froid, etc.

Ordinairement l'aménorrhée n'est pas *permanente* mais plutôt *intermittente*, et en ce cas les règles ne se montrent qu'à des intervalles plus ou moins éloignés : tous les deux mois, tous les trois mois, tous les six mois, etc., et sans aucune régularité.

Le traitement électrique est généralement très efficace contre cette irrégularité menstruelle. Il consiste dans l'emploi combiné des différentes formes de l'électricité : bains faradiques, bains statiques, galvanisation ou faradisation locale.

Il agit ici en stimulant l'activité nutritive générale, en régularisant les fonctions nerveuses et en rétablissant l'équilibre circulatoire de l'appareil génital.

Ces applications sont faites surtout pendant la période qui précède l'époque présumée des règles et doivent être continuées pendant plusieurs périodes intermenstruelles.

Il suffit parfois de quelques séances pour voir revenir l'écoulement sanguin.

Ce traitement a de plus l'avantage de combattre l'anémie et la chlorose, de relever les forces, de ramener l'appétit et les bonnes digestions, de calmer l'irritabilité nerveuse, de faire disparaître les vertiges, les maux de cœur, en un mot de rétablir la santé générale toujours plus ou moins altérée.

8° Traitement électrique de la dysménorrhée

La *dysménorrhée* est un symptôme caractérisé par l'apparition au moment des époques menstruelles de coliques plus ou moins violentes, siégeant au bas-ventre et aux reins.

Ces douleurs peuvent apparaître soit avant les règles, soit pendant les premiers jours; elles peuvent aussi se prolonger pendant toute leur durée.

Leur intensité est variable : elles sont parfois tellement vives que certaines malades sont obligées de garder le lit pendant toute la période menstruelle. Chez d'autres, elles peuvent arriver à provoquer des crises nerveuses, des syncopes, des troubles cérébraux (délire, manie), etc.

Dans beaucoup de cas l'écoulement du sang se fait difficilement, et goutte par goutte ; d'autres fois le sang est expulsé sous forme de petits caillots noirâtres et chaque expulsion est précédée d'une vive colique.

Dans quelques circonstances la crise douloureuse se termine brusquement par l'issue d'une membrane charnue, qui n'est autre que la muqueuse utérine (*dysménorrhée membraneuse*).

La dysménorrhée est due à diverses causes : maladies de l'utérus, des ovaires, des trompes; obstacles mécaniques tels que l'étroitesse du col utérin, les flexions et les déplacements de la matrice ; maladies nerveuses, maladies générales, etc.

Pour la combattre il faut donc tout d'abord guérir la cause dont elle dépend, et j'ai déjà dit que l'électricité peut en ces divers cas rendre de signalés services (voir aussi page 50).

Mais en dehors de ce traitement causal, elle sera précieuse surtout par son action directe sur les phénomènes douloureux et spasmodiques qui sont la caractéristique de cette maladie.

Les courants continus, avec application de choix du *pôle négatif* (*électrode en platine*) dans le col ou dans la cavité utérine, amèneront dans la plupart des cas un soulagement rapide, et dans le cas où l'effet produit ne serait pas suffisant, on aura la ressource du bain statique, du bain faradique, ou de la faradisation locale avec le courant de quantité. Ces diverses combinaisons, que l'on pourra adapter à chaque cas particulier, donneront toujours d'excellents résultats, à la condition cependant, d'être longtemps continuées.

9° Traitement électrique des fibromes ou tumeurs fibreuses de la matrice

La question du traitement des *fibromes* est une de celles qui a donné lieu aux plus vives discussions, et à l'heure actuelle les médecins sont encore divisés en deux camps : les opérateurs et les non-opérateurs. Jusqu'à ce jour les opérations des tumeurs fibreuses ont toujours donné une mortalité très élevée. C'est une raison suffisante pour être autorisé à s'en tenir dans la plupart des cas à un traitement exclusivement médical.

Les *fibromes de la matrice* sont des tumeurs généralement bénignes dans leurs premières périodes ; ils croissent dans l'épaisseur des parois de cet organe, et viennent faire saillie soit à l'intérieur de la cavité utérine, soit extérieurement à cette cavité. Leur volume est extrêmement variable. Il en est qui sont de la grosseur d'une noix et d'autres qui peuvent acquérir un poids de 10 kilos et au delà.

Beaucoup d'entre eux ne provoquent ni gêne, ni douleurs, et passent inaperçus ; mais il en est d'autres qui ont une allure plus grave et se manifestent par des signes importants : *douleurs*, *pertes de sang*, *troubles urinaires*, *troubles nerveux* et *circulatoires*, etc. Tandis que les premiers n'exigent aucun traitement, les autres au contraire doivent être énergiquement combattus.

La méthode chirurgicale, on le sait, ne donne pas en général de très brillants résultats, et beaucoup de chirurgiens reculent devant les graves conséquences qu'entraîne toujours une opération de ce genre.

La *méthode électrique* possède une réelle efficacité, avec cet avantage précieux de ne jamais faire courir aucun danger aux malades.

C'est le Dr Apostoli qui le premier a fixé les règles de son application. En se basant sur l'observation de plusieurs milliers de cas, il est arrivé aux conclusions suivantes :

Le traitement électrique des fibromes utérins a pour résultats :

1° *De supprimer les hémorrhagies ;*

2° *De faire disparaître les douleurs ;*

3° *De provoquer une diminution plus ou moins considérable du volume de la tumeur.*

Les hémorrhagies et les douleurs sont toujours des symptômes graves. Les pertes de sang répétées affaiblissent et épuisent les malades ; les douleurs persistantes leur rendent l'existence intolérable. Or le traitement électrique a toujours pour premier résultat de faire disparaître ces douleurs et ces hémorrhagies : il suffit parfois de quatre ou cinq séances d'électrolyse pour voir des malades anémiées et d'une extrême faiblesse reprendre des forces et des couleurs, retrouver l'appétit, le sommeil, et pour ainsi dire revenir à la vie.

La diminution de volume des fibromes sous l'influence du courant électrique ne se produit guère que dans un tiers des cas. Il est de ces tumeurs dont la constitution anatomique échappe à l'action électrique, sans que l'on puisse savoir quelle est la cause de cette résistance.

Quand le fibrome diminue, par quel mécanisme le courant continu produit-il ce résultat ? Très probablement par une action interpolaire catalytique qui a pour effet de modifier la circulation dans toutes les régions traversées par le courant, et par suite de troubler la nutrition de la tumeur, qui privée de ses moyens d'accroissement, perd une partie des éléments qui la composent.

Dans certaines circonstances le fibrome ne diminue pas de volume, mais le traitement a pour effet d'*arrêter son accroissement* : or c'est là un résultat à apprécier dans le cas d'une tumeur qui est surtout dangereuse par le volume considérable qu'elle peut acquérir.

De nombreux observateurs ont confirmé les faits qui précèdent. En France, en Amérique, en Angleterre, en Allemagne, etc., la méthode d'Apostoli a été appliquée des milliers de fois, et les observations publiées de tous côtés ont démontré son efficacité réelle. Je citerai parmi ces observateurs le Dr Th. Keith, chirurgien de l'hôpital d'Édimbourg, qui ne craint pas d'affirmer ainsi son sentiment : « *Je me* « *considérerais comme coupable d'un acte criminel si je conseil-* « *lais désormais à une femme d'exposer sa vie par les méthodes* « *chirurgicales avant d'essayer le traitement du Dr Apostoli* ».

Ce traitement est variable suivant la nature et la situation du fibrome. Il repose d'une façon générale sur l'action des courants continus, dont on utilise à la fois l'effet polaire électrolytique et l'effet interpolaire catalytique.

L'intensité pourra varier, suivant le degré de tolérance de la malade, de 50 à 250 M. A., mais une des recommandations auxquelles s'attache le plus Apostoli, c'est de ne jamais faire souffrir les malades, et de s'en tenir toujours au-dessous de l'intensité maxima qu'elles peuvent supporter. Autant que possible il faudra pénétrer dans la cavité utérine avec l'électrode positive ; mais en cas d'impossibilité, on se contentera de l'introduire dans la cavité cervicale, ou même de faire une simple application vaginale. Quant à la volta-puncture, qu'il recommande en certains cas, je la considère comme une opération inapplicable aux malades externes, et pouvant amener des complications parfois assez sérieuses.

Le nombre des séances est indéterminé : souvent 8 à 10 séances suffisent pour amender les symptômes ; mais d'autres fois il est nécessaire de pratiquer jusqu'à 80 et 100 applications pour obtenir des effets appréciables.

Quoi qu'il en soit, le traitement électrique des fibromes, par sa bénignité, son absence de douleur, sa facilité d'application et sa réussite fréquente, doit toujours être tenté avant une intervention opératoire qui, d'après les statistiques les plus heureuses, entraîne la mort dans 30 p. 100 des cas.

10° Traitement électrique des déplacements de la matrice

Les déplacements de la matrice (*abaissement, rétroversion, etc.*) sont en général rebelles à la plupart des traitements médicaux, et le seul palliatif que puisse leur opposer la médecine ordinaire, c'est le pessaire, appareil souvent pénible à supporter et la plupart du temps insuffisant, s'il est appliqué d'une façon inopportune.

Aussi a-t-on imaginé en ces derniers temps toute une série d'ingénieuses opérations ayant pour but de redresser, de relever, de soutenir la matrice en la fixant aux organes voisins dans une position aussi favorable que possible (*hystéropexie*).

Mais malgré toute l'habileté des chirurgiens, ces divers procédés opératoires sont loin d'être satisfaisants, et après un engouement passager on a dû y renoncer en beaucoup de cas, la plupart des femmes ainsi opérées étant aussi souffrantes et impotentes qu'auparavant.

De plus, l'hystéropexie présente toujours certains dangers en cas de grossesse ultérieure, soit par les difficultés qui surgissent au moment de l'accouchement, soit par les avortements qu'elle provoque dans le plus grand nombre des cas.

Le traitement électrique est-il susceptible de guérir ou d'améliorer les déviations utérines ? Cela dépend surtout des circonstances.

Si la déviation est récente, s'il n'existe pas d'adhérences, ou si ces adhérences sont de nouvelle formation et peu résistantes, l'électricité, en diminuant le poids de l'utérus, en favorisant la résorption des exsudats, en combattant les phénomènes inflammatoires, en tonifiant les ligaments, en réveillant la contractilité des muscles vaginaux, permettra de replacer et de maintenir la matrice dans sa position normale.

Mais si la déviation est ancienne, si les adhérences sont dures, élastiques, si elles forment autour de l'organe un feutrage épais et solide, les applications électriques n'auront que peu de prise sur des lésions aussi avancées, et c'est le massage vibratoire qui en ce cas sera de préférence indiqué (v. p. 55).

L'électricité cependant ne sera pas tout à fait inutile. Je crois au contraire, et l'expérience me l'a maintes fois démontré, que l'on pourra en retirer un bénéfice assez considérable. Si, en effet, les courants électriques sont impuissants contre les lésions anatomiques, ils sont par contre éminemment propres à combattre les symptômes les plus pénibles.

Que demande une malade en somme, c'est d'être débarrassée de ses souffrances, c'est de pouvoir marcher, travailler, vivre son existence sociale. Or le plus souvent, c'est la métrite, la périmétrite, la salpingite qui, compliquant les déviations, sont l'origine des douleurs, des troubles nerveux, des dérangements fonctionnels, de l'anémie et du dépérissement général, et si l'on fait disparaître ces complications, on guérit par le fait la maladie ; or, contre ces ordres de phénomènes, l'électricité est toute-puissante, et renoncer à cet agent pour courir les risques d'une opération grave, c'est agir contre les intérêts des malades.

Je crois donc qu'en présence d'une déviation utérine, qu'elle soit mobile ou adhérente, le traitement électrique est des plus rationnels, et la plupart des malades s'en trouveront tellement soulagées, que l'amélioration obtenue équivaudra pour elles à la guérison.

Ce traitement sera évidemment d'une certaine durée, et il faudra faire appel, suivant les indications particulières à chaque cas, à toutes les formes de l'électricité. Tandis que les bains statiques relèveront l'état général et amélioreront la nutrition, les courants galvaniques agiront surtout sur les exsudats et les lésions inflammatoires. Quant à la faradisation, elle sera indiquée pour calmer les symptômes douloureux, et pour tonifier les muscles en réveillant leur contractilité. Enfin, dans de nombreuses circonstances, on pourra combiner l'électrothérapie avec le massage vibratoire (sismothérapie) dont l'action s'est montrée souvent des plus efficaces (v. p. 55).

En résumé, l'*électricité* doit être considérée comme un agent de premier ordre dans le traitement des maladies des femmes, et les guérisons ou améliorations qu'elle permet d'obtenir dans presque tous les cas la placent incontestablement au premier rang parmi les méthodes non opératoires.

Il ne faut pas cependant exagérer outre mesure son action curative, et vouloir en faire une méthode exclusive : sachons nous contenter de ce qu'elle peut donner. Son champ est assez vaste, puisqu'il n'existe pour ainsi dire pas de circonstances dans lesquelles l'une de ses propriétés ne puisse être avantageusement utilisée.

B. — Le curetage chimique dans le traitement des métrites.

Dans les *métrites chroniques*, et en particulier dans les *métrites hémorrhagiques*, la membrane muqueuse qui tapisse la cavité de la matrice est toujours assez profondément altérée ; elle est épaissie, congestionnée, boursouflée, et saigne avec la plus grande facilité.

Le traitement consiste en ce cas à détruire cette muqueuse malade pour lui permettre de se régénérer : c'est ce qu'on appelle le **curetage**.

1° **Les divers modes de curetage.**—Le curetage peut s'exécuter suivant deux méthodes différentes :

1° Par la méthode sanglante : *curetage chirurgical ;*

2° Par la méthode de douceur : *curetage chimique.*

Le *curetage chirurgical* est une opération qui se pratique au moyen d'un instrument tranchant, *la curette,* que l'on introduit dans la cavité de l'utérus et avec lequel on racle, on détruit brutalement et en quelques minutes les tissus malades.

Le *curetage chimique* a aussi pour but de détruire ces

tissus, mais son action est douce, lente, et sans brutalité ; la destruction des tissus s'opère peu à peu, couche par couche, et demande par conséquent un temps beaucoup plus long. Cette opération peut s'exécuter soit au moyen de *l'électricité*, en utilisant l'action polaire électrolytique du courant continu, soit au moyen des *caustiques chimiques*.

Si le curetage chimique a l'inconvénient d'exiger plus de temps que le procédé chirurgical, il a par contre sur ce dernier des avantages considérables qui me l'ont fait adopter de préférence. Un parallèle entre les deux méthodes fera mieux ressortir ces avantages.

2° **Parallèle entre le curetage chimique et le curetage chirurgical.**— 1° *Le curetage chimique agit plus sûrement, et d'une façon plus complète, que le curetage chirurgical.* Quelle que soit en effet l'habileté du chirurgien, il est rare qu'il lui soit possible, avec la curette, d'atteindre toutes les parties malades, car il opère sans le secours de la vue, et en une seule séance; il reste toujours après l'opération quelques points qui n'ont pas été détruits et qui sont l'origine d'une récidive à brève échéance. C'est là un fait amplement démontré par de nombreuses observations.

Avec le curetage chimique, cette éventualité n'est pas à craindre. Que l'on opère en effet avec l'électrode positive intra-utérine (cuivre, charbon, platine) ou que l'on porte le caustique dans l'utérus au moyen d'un tampon, il est toujours possible d'atteindre toutes les parties de la muqueuse, car celle-ci vient pour ainsi dire coiffer l'électrode ou le tampon, se mouler sur eux de telle façon qu'aucun point de sa surface ne peut échapper à leur contact. D'ailleurs comme la manœuvre doit se répéter un certain nombre de fois, tout point qui aurait pu échapper à une première application sera sûrement atteint par les applications suivantes.

2° *Le curetage chimique n'est pas douloureux et ne nécessite ni l'anesthésie, ni le séjour prolongé au lit.* — Le curetage chirurgical étant toujours une opération douloureuse, il est indispensable d'endormir la patiente, et par conséquent il est malaisé d'exécuter cette opération ailleurs qu'à l'hôpital ou dans une maison de santé. De plus, l'opérée doit garder le lit plusieurs semaines.

Le curetage chimique n'étant nullement douloureux et ne consistant en somme qu'en une cautérisation ou une électrolyse superficielle répétée un certain nombre de fois, toutes ces précautions sont inutiles, et les malades les plus nerveuses, les plus impressionnables, le supportent sans aucune douleur et sans interrompre leurs occupations. Elles viennent de chez elles et s'en retournent après la séance presque sans fatigue ; quelques heures de repos suffisent à faire disparaître la légère lassitude qui résulte inévitablement du traitement.

3° *Le curetage chimique n'expose jamais aux accidents infectieux.* Ne produisant aucune plaie dans la matrice, il ne peut pas produire d'infection. La curette au contraire, par la perte de substance qu'elle occasionne, laisse après elle une large surface saignante et absorbante pouvant donner accès aux germes infectieux susceptibles de venir à son contact et exposant les malades aux plus graves complications. La sécurité qu'offrent les deux méthodes n'est donc pas comparable.

4° *Le curetage chimique n'expose jamais aux perforations de l'utérus.* — Cet accident se produit quelquefois au cours du curetage chirurgical, surtout quand le tissu de l'utérus est ramolli ou friable, ainsi qu'on l'observe dans certaines métrites : en ce cas la curette peut traverser la paroi utérine sans que la main du chirurgien ait perçu aucune résistance. Un tel accident n'est jamais possible avec le curetage chimique dans lequel un tampon de coton ou une électrode mousse en charbon sont simplement promenés à la surface de la muqueuse sans qu'aucun effort, aucune pression soient nécessaires.

5° *Le curetage chimique est toujours accepté par les malades.* — Il ne s'agit en somme que d'une série de pansements non douloureux, très simples, et toute femme préférera ce mode de traitement, quoique plus lent, à une opération chirurgicale devant laquelle elle hésitera toujours, trouvant la gravité d'une telle intervention peu proportionnée à la bénignité apparente de son affection.

J'ai pratiqué le curetage chimique par les agents médicamenteux ou par l'électrolyse *dans plus de 200 cas*, tantôt comme traitement isolé, tantôt à titre de traitement partiel; *dans tous les cas simples, j'ai obtenu la guérison*, et très rarement il m'a été donné d'observer des rechutes. Or, sur ces 200 malades, une vingtaine au moins avaient déjà subi le curetage chirurgical, ce qui n'avait pas empêché la maladie de récidiver. C'est dire que cette dernière opération est loin d'être parfaite, et que ma préférence pour le curetage chimique est parfaitement justifiée.

C. — La dilatation et le drainage prolongés de l'utérus.

La **dilatation utérine** doit être envisagée ici non pas comme une simple opération préliminaire, mais comme un moyen thérapeutique doué d'une action propre, et répondant à des indications spéciales. Elle est toujours en ce cas complétée par le **drainage**, et l'action combinée de ces deux procédés permet d'obtenir des effets curatifs souvent remarquables.

Par le seul fait de la dilatation prolongée et du contact ou de l'excitation locale que produit dans la matrice la présence permanente d'un *agent compresseur* (*drain, tampon, éponge, etc.*), on observe une modification profonde des tissus. Les lésions hyperplasiques entrent en régression, les fongosités, les villosités, les excroissances polypiformes de la muqueuse s'atrophient ; les glandes hypertrophiées ou kystiques reprennent leur volume et leurs fonctions normales. Des modifications s'observent aussi du côté de la circulation qui se régularise et du côté de la contractilité musculaire qui se réveille dans tout l'appareil génital.

Ce procédé a en outre pour effet d'exercer une action sédative des plus manifestes sur les *phénomènes douloureux*, sur ces névralgies vagues et erratiques qui coïncident si fréquemment avec les altérations de la muqueuse ou de la musculature des voies génitales, avec les vieilles lésions péri ou paramétritiques, avec les cicatrices anciennes du col. On sait en effet que c'est au voisinage du col et de l'isthme utérin que siègent les centres de la sensibilité réflexe de l'utérus ; il existe là des plexus très riches, qui sont reliés à tout l'appareil d'innervation du bassin : une distension agissant en ce point, et maintenue pendant un temps plus ou moins prolongé, produit une sorte de tiraillement, d'élongation, de massage des nerfs, suivis de leur paralysie sensitive ; elle agit en outre en faisant disparaître les spasmes et les contractures qui sont si souvent l'origine des douleurs.

Indications. — La dilatation et le drainage prolongés trouvent leur application dans un certain nombre d'affections :

1° Dans les *métrites chroniques anciennes*, et surtout dans les *endométrites cervicales*, consécutives aux lacérations des commissures ;

2° Dans certains cas de *sténose* ou de *rétrécissement* du *conduit utérin*, ainsi que dans les *flexions diverses* de la matrice ;

3° Dans certaines *salpingites* séreuses (hydrosalpinx) avec ou sans exsudats.

Dans les *métrites anciennes*, avec augmentation de volume de l'utérus, leucorrhée rebelle, hémorrhagies plus ou moins abondantes, le curetage ne donne que des résultats partiels, et ne doit être considéré que comme une première phase du traitement.

Il faut ici s'attaquer non seulement à la muqueuse, mais au muscle lui-même, qui a subi des altérations profondes, et pour cela maintenir pendant très longtemps l'utérus dilaté et drainé. A la suite de ce traitement, et sous l'influence des modifications anatomiques signalées ci-dessus, une amélioration notable ne manquera pas de se manifester, et l'on constatera au bout d'un certain temps la diminution de volume de l'utérus, la disparition des douleurs, la régularisation du flux menstruel et un relèvement marqué de l'état général.

Pendant toute la durée de ce traitement il sera bon de pratiquer de temps en temps quelques séances de courant continu : tampon positif sur le col et électrode négative sur la région hypogastrique ; ces applications sont faites environ toutes les semaines, et j'ai remarqué qu'elles activaient beaucoup la guérison.

La *dysménorrhée* qui accompagne tout rétrécissement du conduit utérin est toujours très améliorée par un traitement électrique ; mais là ne doit pas se borner l'action thérapeutique, et si l'on veut éviter une récidive à peu près fatale, il faudra faire suivre cette première intervention d'un drainage prolongé, qui, en maintenant le conduit dilaté ou en redressant la coudure, ramènera l'utérus en position normale, et souvent même finira par détruire des adhérences contre lesquelles toute autre méthode eût été impuissante.

J'ai observé un certain nombre de *salpingites séreuses* (*hydrosalpinx*) qui à la suite du drainage prolongé ont à peu près disparu. Il est probable que, dans ces cas là, le traitement a eu pour effet de stimuler la contractilité de l'appareil musculaire de la trompe et de rétablir la communication utérine, permettant ainsi à la tumeur de se vider plus ou moins complètement.

En général, la dilatation doit être maintenue pendant fort longtemps, trois à quatre mois en moyenne ; il faut de plus que cette dilatation soit large, et qu'elle ait un diamètre d'au moins 1 1/2 à 2 centimètres ; elle devra porter à la fois sur le corps et sur le col. Comme agent de drainage, j'emploie tantôt un simple tube en caoutchouc à parois épaisses, tantôt une tige de Lefour, tantôt j'applique des tampons suivant la méthode de Vuillet : tout cela dépend de la dimension de la cavité utérine ou de la nature de la lésion à combattre.

Pendant toute la durée du traitement les soins antiseptiques les plus minutieux sont de rigueur, et un lavage intra-utérin est indispensable tous les deux ou trois jours au moins.

Ce traitement est en général admirablement supporté ; il permet à la malade de vaquer à ses occupations et ne provoque aucune gêne, aucune douleur, sauf les quelques douleurs passagères et inévitables qui accompagnent les premiers temps de la dilatation.

D. — Le massage gynécologique.

Le **massage,** ou **kinésithérapie,** dans ses applications à la gynécologie, a longtemps été considéré comme une méthode sans valeur et indigne de figurer au nombre des médications de l'appareil utéro-ovarien.

Mais lorsque de nombreux observateurs, tels que Thure-Brandt, Prochownick, Otto, M. Jones, Colombo, Stapfer, Vuillet, etc., eurent publié les résultats de leur pratique et montré les avantages que l'on pouvait en retirer, cette méthode ne tarda pas à s'imposer, et l'ostracisme dont elle était frappée dut céder devant l'évidence des faits.

Sans aller jusqu'à considérer le massage comme un procédé thérapeutique exclusif, susceptible à lui seul de suffire en toute circonstance, on peut néanmoins affirmer qu'il constitue un adjuvant des plus précieux, et que dans beaucoup de maladies utéro-annexielles ses effets sont des plus remarquables.

1° **Action physiologique.** — Sous son influence, les tissus subissent une rapide décongestion, et la circulation y devient plus active; il combat la stase sanguine des capillaires par une action vaso-constrictive des plus énergiques. En même temps, il agit sur les muscles de l'appareil génital, utérus et ligaments, dont il stimule les contractions et réveille la tonicité. Un de ses effets les plus constants est de faire disparaître les douleurs en dégageant les nerfs sensitifs des compressions qu'ils subissent dans la plupart des inflammations chroniques du petit bassin.

Ces diverses modifications se rapprochent beaucoup de ce que l'on observe à la suite des applications électriques, et ces deux méthodes semblent agir de façon à peu près semblable. Cependant il est à observer, sans qu'on puisse souvent en découvrir la raison, que certains cas ayant résisté à l'électricité, cèdent au massage, et réciproquement, en sorte que les deux procédés sont à même de se compléter mutuellement et de fournir une combinaison thérapeutique des plus utiles. J'ai pu, dans un certain nombre de circonstances, vérifier ce fait, que le massage agit avec beaucoup plus de rapidité et donne de meilleurs résultats s'il est précédé de quelques séances de galvanisation ou de faradisation.

2° **Indications.** — Les maladies utérines dans lesquelles le massage donnera de bons résultats sont les suivantes :

Paramétrite et *périmétrite chronique ; rétrodéviations adhérentes ; chute de l'utérus.*

Dans les *inflammations* qui se développent autour de l'utérus et qui s'accompagnent d'exsudats et d'adhérences, le massage réussira souvent à mobiliser un organe que nulle opération n'aurait pu libérer sans danger. Il en est de même de certaines salpingites parenchymateuses ou kystiques, qui peuvent guérir complètement par ce procédé, ainsi qu'en témoignent des observations assez nombreuses de Prochownick, de Godspiegel-Sosnowska, de Dûhrssen, etc.

Dans les *déviations postérieures*, le massage est supérieur comme agent thérapeutique à tous les moyens violents, car il arrive à guérir un assez grand nombre des malades qui en sont atteintes ; et cela est aisé à comprendre, si l'on considère que les deux éléments qui concourent à la production des déviations, *adhérences* et *atonie musculaire*, sont précisément ceux contre lesquels le massage a le plus d'action.

Dans le *prolapsus utérin* ou *chute de la matrice*, il existe un relâchement considérable des tissus, et ici encore le massage est utile, mais en ce cas il est nécessaire de lui associer l'électricité sous forme de courants continus ou de courants induits.

3° **Durée du traitement**. — Le massage est une méthode qui agit toujours avec une certaine lenteur; il est donc indispensable de le prolonger assez longtemps pour en obtenir des résultats appréciables, mais ce n'est là qu'un léger inconvénient qui se trouve largement compensé par la facilité avec laquelle les malades supportent le traitement, et par les guérisons qu'il leur procure.

4° **Innocuité**. — Le massage n'est ni douloureux ni dangereux quand il est appliqué suivant certaines règles et avec toutes les précautions voulues. Toutefois, les manœuvres en sont assez délicates et ne doivent jamais être abandonnées aux personnes qui n'ont pas de connaissances médicales suffisantes et qui, les exécutant au hasard, sans méthode et d'une façon empirique, peuvent déterminer des congestions dangereuses, des complications graves.

5° **Contre-indications**. — Ces accidents seront sûrement évités si l'on tient compte des conditions qui contre-indiquent formellement ce procédé thérapeutique; c'est ainsi que *l'état aigu* sera une contre-indication absolue au massage; il en sera de même des *lésions suppurées* ou *néoplasiques*, de certains cas d'*aménorrhée*, de l'*hématocèle*, etc. Or, ces conditions sont parfois assez difficiles à déterminer, et l'on conçoit que seul un médecin puisse le faire, et qu'il y aurait grande imprudence à confier ce soin à des empiriques et à des ignorants dont l'intervention intempestive pourrait avoir des conséquences désastreuses.

Les séances de massage sont en général assez courtes et ne dépassent guère 8 à 10 minutes; on peut, suivant les cas, les répéter tous les jours, tous les deux jours, ou plus rarement encore.

Tout ce qui précède s'applique surtout au *massage manuel*. Mais il existe une autre variété de massage que l'on exécute mécaniquement au moyen d'appareils spéciaux et sur lequel de récentes études ont attiré l'attention des gynécologues. C'est par l'étude de ce dernier procédé que je terminerai cet exposé.

E. — La sismothérapie gynécologique ou massage vibratoire.

1° **Définition**. — La **sismothérapie gynécologique** a été étudiée par divers auteurs, et en particulier par Bourcart, de Genève, et de Lavalette, qui lui ont consacré d'intéressants travaux. Ce procédé thérapeutique consiste à utiliser le *mouvement vibratoire* dans le traitement de certains états morbides de l'appareil génital. Ce n'est en somme que du massage, mais exécuté mécaniquement par une *plaque* ou un *corps vibrant* mis en contact avec les tissus. Cette vibration qui consiste en une trépidation fine, délicate et très rapide peut être exécutée sur une surface très limitée et exercer une action pour ainsi dire moléculaire. L'avantage du massage mécanique, c'est de donner un mouvement régulier, infatigable, et d'être d'une application plus simple, plus aisée que le massage manuel.

2° **Effets physiologiques**. — *L'action mécanique* des vibrations locales ressemble à celle que procurerait un massage manuel, mais elle est plus rapide. Elle se traduit par un *mouvement des liquides* dans les parties vibrées, qui se trouvent vidées des humeurs qu'elles contiennent (Mosengeil, Saquet). Elle se traduit aussi par une *excitation réflexe des vaso-moteurs*, dont le résultat est d'activer la nutrition des tissus et de faciliter le mouvement de résorption. Elle se traduit encore par une *stimulation très nette du tissu musculaire* dont elle met en jeu la contractilité. Enfin les vibrations ont la propriété de *faire disparaître assez rapidement la douleur* : il n'y a qu'à appliquer la plaque vibrante sur le trajet d'un nerf douloureux pour voir cette douleur s'atténuer et finir par disparaître : c'est là un fait constaté par presque tous les auteurs qui se sont occupés de la question (Thure-Brandt, Kellgren, Liedbeck) ; l'action est parfois immédiate et durable, et nous verrons plus loin que cette sédation de la douleur est très manifeste dans la plupart des cas gynécologiques.

3° **Applications à la gynécologie.** — Ces diverses propriétés du mouvement vibratoire ont été utilisées surtout dans les affections de l'appareil génital, et les résultats obtenus par différents auteurs sont des plus encourageants. Nous empruntons à Bourcart, de Genève, quelques citations à ce sujet.

« Un utérus atteint de subinvolution, suite de couches « par exemple, change rapidement de volume, reprend « sous l'influence du massage vibratoire une tonicité et une « grandeur normales ; le relâchement des ligaments dispa- « raît... Appliqué sur une bride, le vibrateur permet de « la distendre, de la décoller, de la rompre même... Appli- « quées directement sur l'ovaire, les vibrations font dis- « paraître les douleurs et contribuent, dans les luxations « de celui-ci, à ramener la tonicité dans ses ligaments et à « les décongestionner... Le massage vibratoire de la trompe « malade met en mouvement le contenu de celle-ci et « le chasse du côté de la cavité utérine... Dans les prolap- « sus, le vibrateur rend aux ligaments leur tonicité au « bout d'assez peu de temps ; il va sans dire toutefois qu'il « ne faut pas prétendre du premier coup maintenir un « utérus qui n'a plus de soutien, et un plancher pelvien en « trop mauvais état ; en ce cas l'opération chirurgicale est « de rigueur... Dans les fibromes, les métrorrhagies sont

« diminuées, et à la longue le volume de la tumeur « s'amoindrit... Un exsudat met 4 à 5 fois moins de temps « avec les vibrations rapides à se résorber, qu'avec le mas- « sage simple... Dans l'infiltration plastique du péritoine « et du tissu pelvien, la résorption de l'exsudat peut se « faire au bout d'un certain temps ; l'utérus et les annexes « sortent de la gangue qui les enveloppait ; le rectum, « entouré d'infiltrats plastiques, immobilisé, laissant à « peine un passage douloureux aux matières fécales, « reprendra peu à peu sa souplesse et son élasticité, et si, « malgré un traitement vibratoire prolongé, l'état reste « stationnaire, rien n'empêche le chirurgien d'intervenir; « il pourra alors conserver des organes qu'il aurait nécessai- « rement enlevés six mois plus tôt... Dans la métrite et l'en- « dométrite, le massage vibratoire luttera victorieusement « contre l'atonie utérine, en favorisant la régression de « l'hyperplasie des éléments utérins. En redressant l'utérus « rétrofléchi, et en amenant ainsi un changement dans sa « circulation, en supprimant l'obstacle au retour du sang « veineux, dû à la tension des ligaments, il contribuera à « la suppression de la métrite et de l'endométrite qui se « sont produites à cette occasion... Le massage vibratoire, « activant par son action réflexe les contractions utérines, « facilitera l'expulsion des mucosités produites par l'endo- « métrite et supprimera les coliques et les douleurs lom- « baires si souvent pénibles, en débarrassant l'utérus de « son contenu... Par son action sur la circulation utérine « et pelvienne, le massage vibratoire régularise le flux « menstruel et supprime les hémorrhagies,... les ulcéra- « tions du col, dues à des troubles circulatoires ou à « l'action des sécrétions irritantes, disparaîtront rapide- « ment par le rétablissement du cours normal du sang. »

Ces *remarquables résultats*, obtenus par Bourcart, ont été confirmés en partie par d'autres observateurs, et de l'ensemble de leurs travaux on peut résumer ainsi les *indications de la sismothérapie*.

4° **Indications.** — 1° *Aménorrhée et dysménorrhée* dépendant de troubles de la circulation abdomino-pelvienne. En ce cas, les vibrations devront être rapides et de longue durée.

2° *Infiltrations plastiques* du péritoine et du tissu pelvien. Séances d'assez longue durée.

3° *Affections de la muqueuse et du parenchyme utérin*. La sismothérapie agit ici comme adjuvant des moyens ayant une action directe sur les tissus (électricité, curetage, drainage).

4° *Déviations de l'utérus* après réduction manuelle ; *relâchements de l'appareil ligamenteux et musculaire*.

5° Dans *les adhérences et les fixations*, si les séances sismothérapiques restent parfois sans influence sur les lésions, du moins elles amendent les douleurs et permettent à la malade, auparavant impotente, de se livrer à ses occupations.

5° **Mode opératoire.** — Les séances de sismothérapie doivent avoir lieu en général tous les 2 ou 3 jours, et de préférence le matin. Il est indispensable que la malade ait vidé sa vessie et son rectum. Après chaque séance, un repos d'un quart d'heure sera prescrit. Pendant tout le temps du traitement, les malades peuvent se livrer à leurs occupations, en évitant cependant les travaux pénibles.

La durée totale du traitement varie de 6 semaines à 3 mois : la cure demande donc beaucoup de patience.

Il ne faut pas perdre de vue cependant que ce procédé n'est qu'une *méthode adjuvante*, et qu'il sera souvent nécessaire de parfaire son action par l'emploi d'autres moyens adaptés au cas spécial que l'on traite.

Les malades supportent beaucoup mieux la sismothérapie que le massage manuel, surtout si l'on emploie des vibrations très rapides et si l'on ne fait pas des séances de plus de 5 à 15 minutes.

Le massage vibratoire s'opère de la façon suivante: La plaque vibratrice est placée sur l'abdomen, au niveau des parties à modifier (fibrome, utérus, annexes, etc.); un doigt vaginal amène ces divers organes au-dessous de l'appareil et perçoit ainsi les vibrations. La vitesse du moteur peut être réglée à volonté, et celui-ci peut être instantanément arrêté au moyen d'un commutateur placé à portée. L'appareil vibrant et le doigt vaginal se déplacent en même temps et soumettent tour à tour toute la région malade à l'action vibratoire. Si pour une raison quelconque le doigt vaginal ne peut être placé, on pourra n'opérer qu'avec la plaque vibrante abdominale.

Dans certains cas il est indispensable d'appliquer les vibrations directement sur les parties malades en suivant la voie vaginale; en ce cas, on se sert d'une tige métallique vibrante, que l'on porte au contact des points à traiter.

Je viens de montrer, par l'exposé qui précède, que les maladies de l'appareil génital féminin étant de celles qui ne guérissent jamais seules, il était indispensable de les soumettre à un traitement; que ce traitement comportait une méthode mixte occupant un rang des plus importants entre la méthode chirurgicale proprement dite, souvent trop radicale, et la méthode expectante, toujours insuffisante; j'ai indiqué tout le parti que, dans la grande majorité des cas, on pouvait retirer de quelques procédés non opératoires, appliqués dans certaines conditions indispensables à leur réussite.

J'ajouterai qu'il est toujours préférable de conserver un organe, même avec un fonctionnement un peu défectueux, que de le supprimer. La méthode qui a pour but cette conservation doit donc toujours être tentée avant d'en arriver à une opération, si bénigne que paraisse celle-ci. Or, avec les procédés de douceur on parviendra dans plus de 80 °/o des cas, soit à guérir les lésions, soit à en atténuer les symptômes pénibles, et si cette méthode reste définitivement impuissante, son intervention aura presque toujours pour effet de faciliter le rôle du chirurgien, et souvent même de sauvegarder des organes qui sans elle auraient dû être impitoyablement sacrifiés.

TABLE DES MATIÈRES

CHAPITRE IV

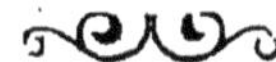

MACON, PROTAT FRÈRES, IMPRIMEURS.

MACON, PROTAT FRÈRES, IMPRIMEURS.

www.ingramcontent.com/pod-product-compliance
Ingram Content Group UK Ltd.
Pitfield, Milton Keynes, MK11 3LW, UK
UKHW020327220726
13923UKWH00003B/1414

9 782019 282967